목차

에펠탑	2	나이아가라 폭포	14
만리장성	3	스톤헨지	15
그랜드 캐니언	4	모아이	16
마추픽추	5	오페라 하우스	17
산토리니섬	6	킬리만자로산	18
타지마할	7	카파도키아	19
피라미드	8	베네치아	20
자유의 여신상	9	브라질 예수상	21
피사의 사탑	10	머라이언 상	22
콜로세움	11	성가정성당	23
마터호른	12	성 바실리 성당	24
앙코르와트	13		

프랑스 파리, 에펠탑

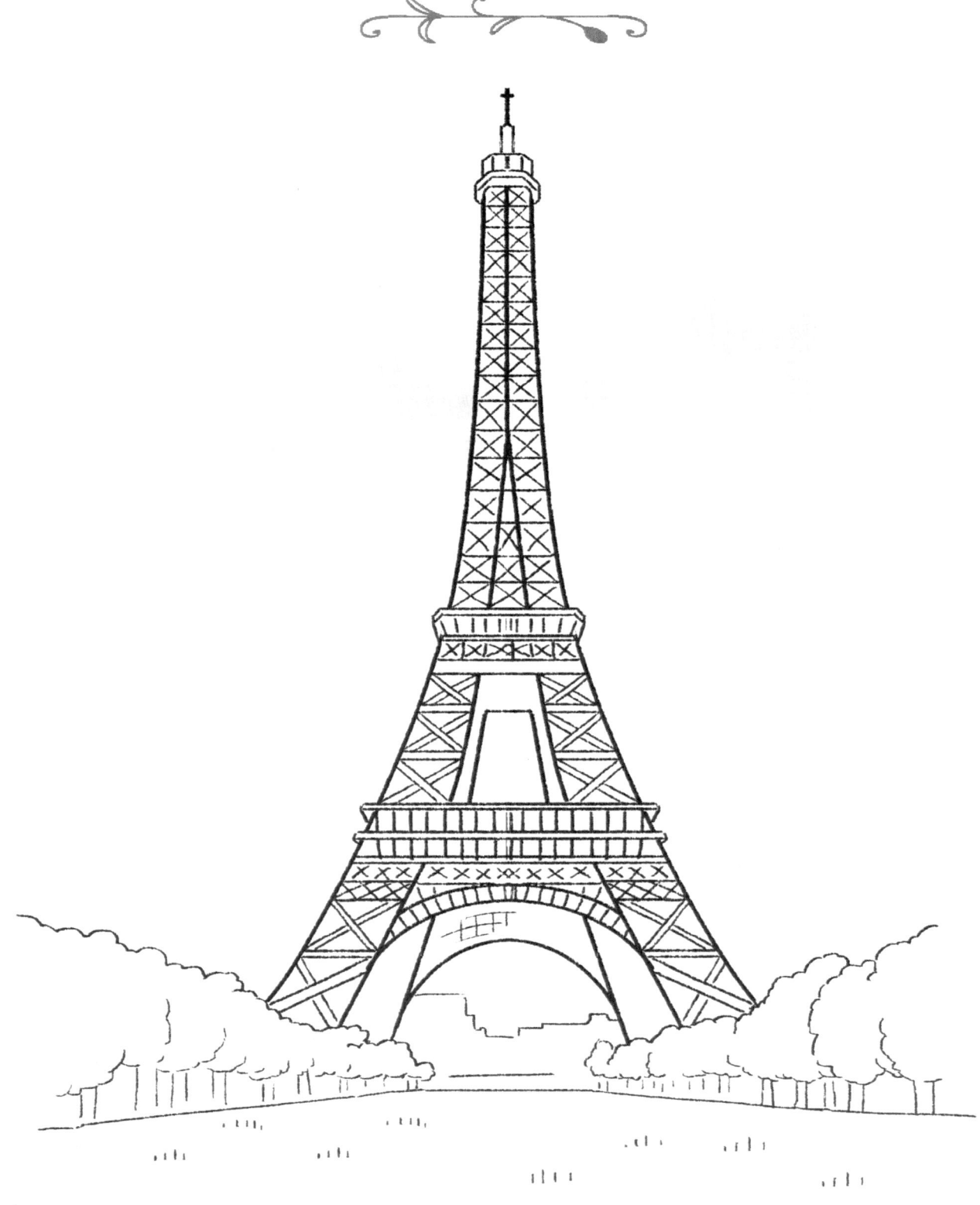

프랑스를 상징하는 건축물로 1889년에 프랑스의 건축가
구스타브 에펠의 이름을 따서 명명되었습니다.

중국, 만리장성

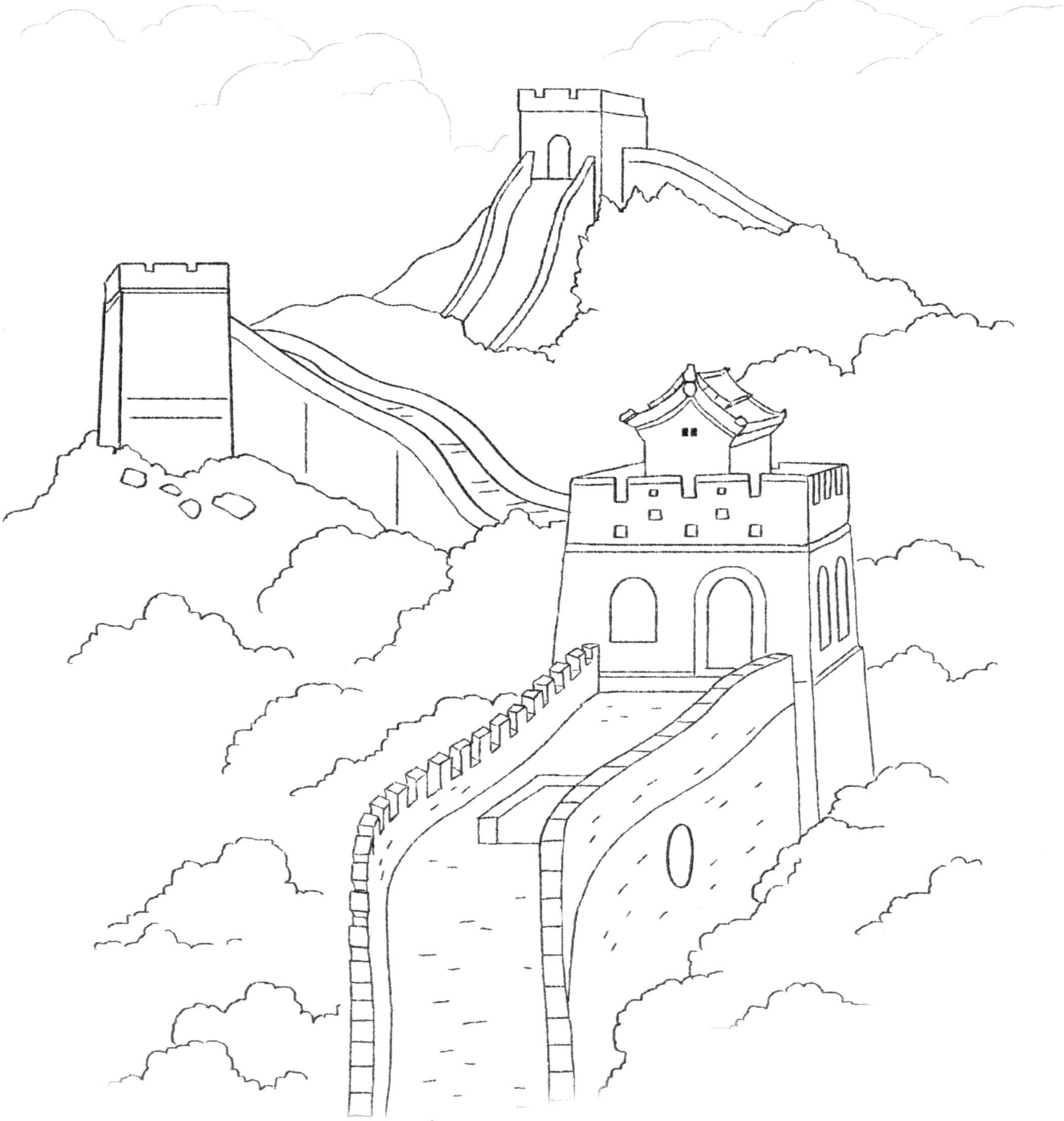

진시황제가 쌓은 만리장성은 세계문화유산으로 등록되어 있는 중국의 최대 건축물로 약 6,000km에 이르는 긴 성벽입니다.

미국 애리조나, 그랜드 캐니언

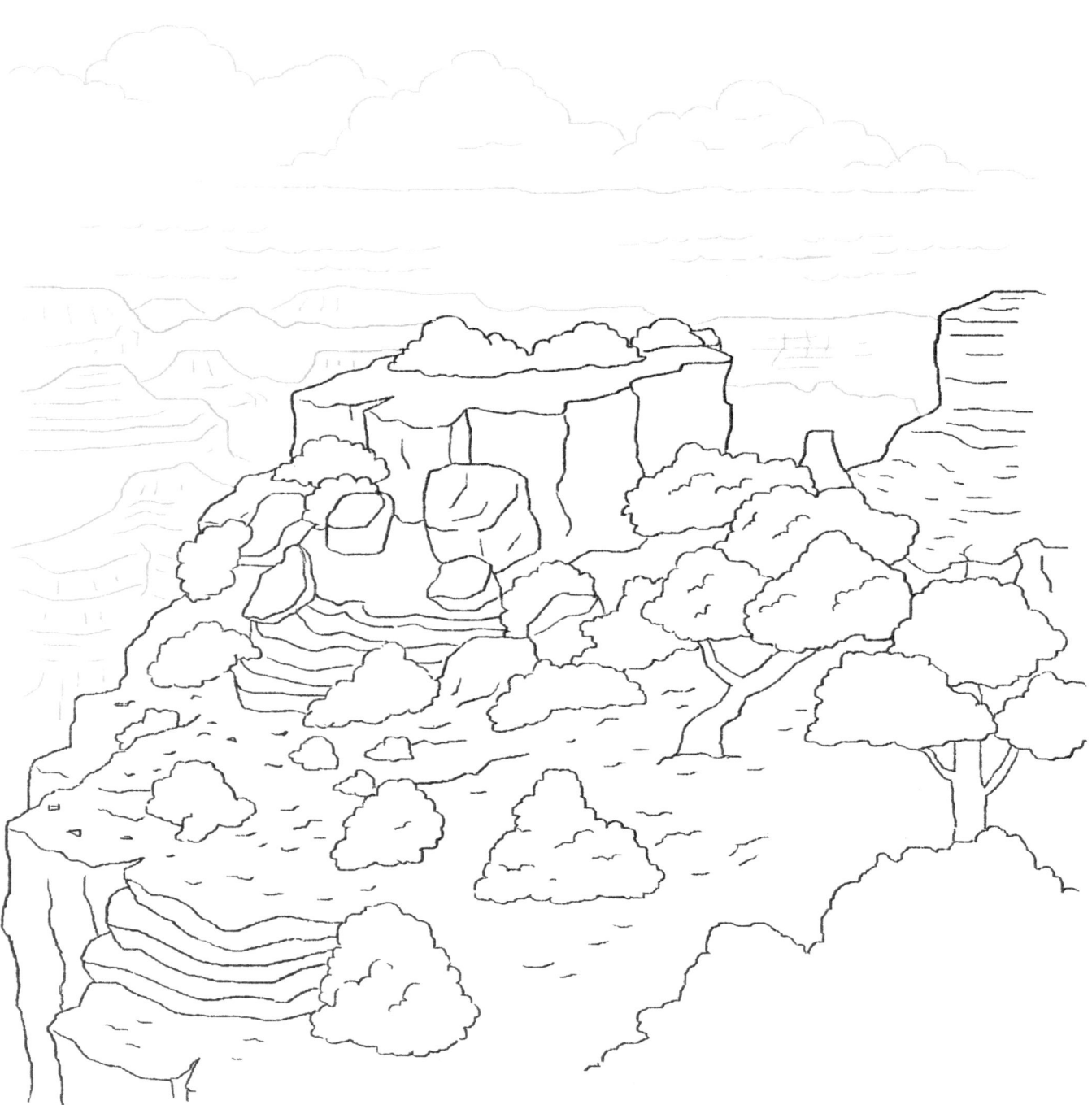

그랜드 캐니언은 콜로라도 강의 오랜 침식 작용으로 만들어진 지층이 장엄하게 펼쳐져 있는 거대한 협곡입니다.

페루 쿠스코, 마추픽추

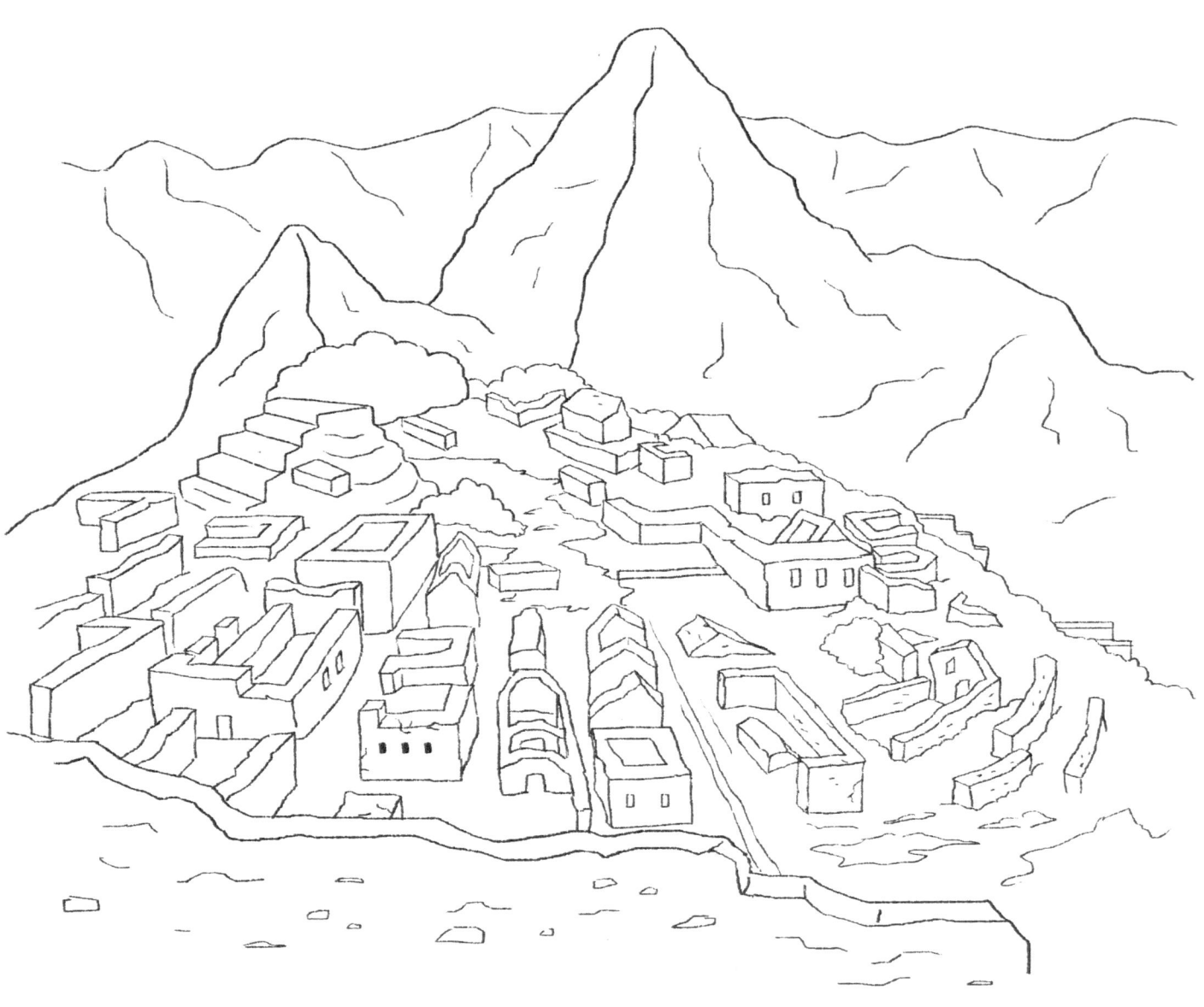

옛 잉카 제국의 도시 유적지입니다. 해발 약 2,430m의 고지대에 자리 잡고 있으며, 산 아래에서는 보이지 않아 '공중도시'라고도 불립니다.

그리스, 산토리니섬

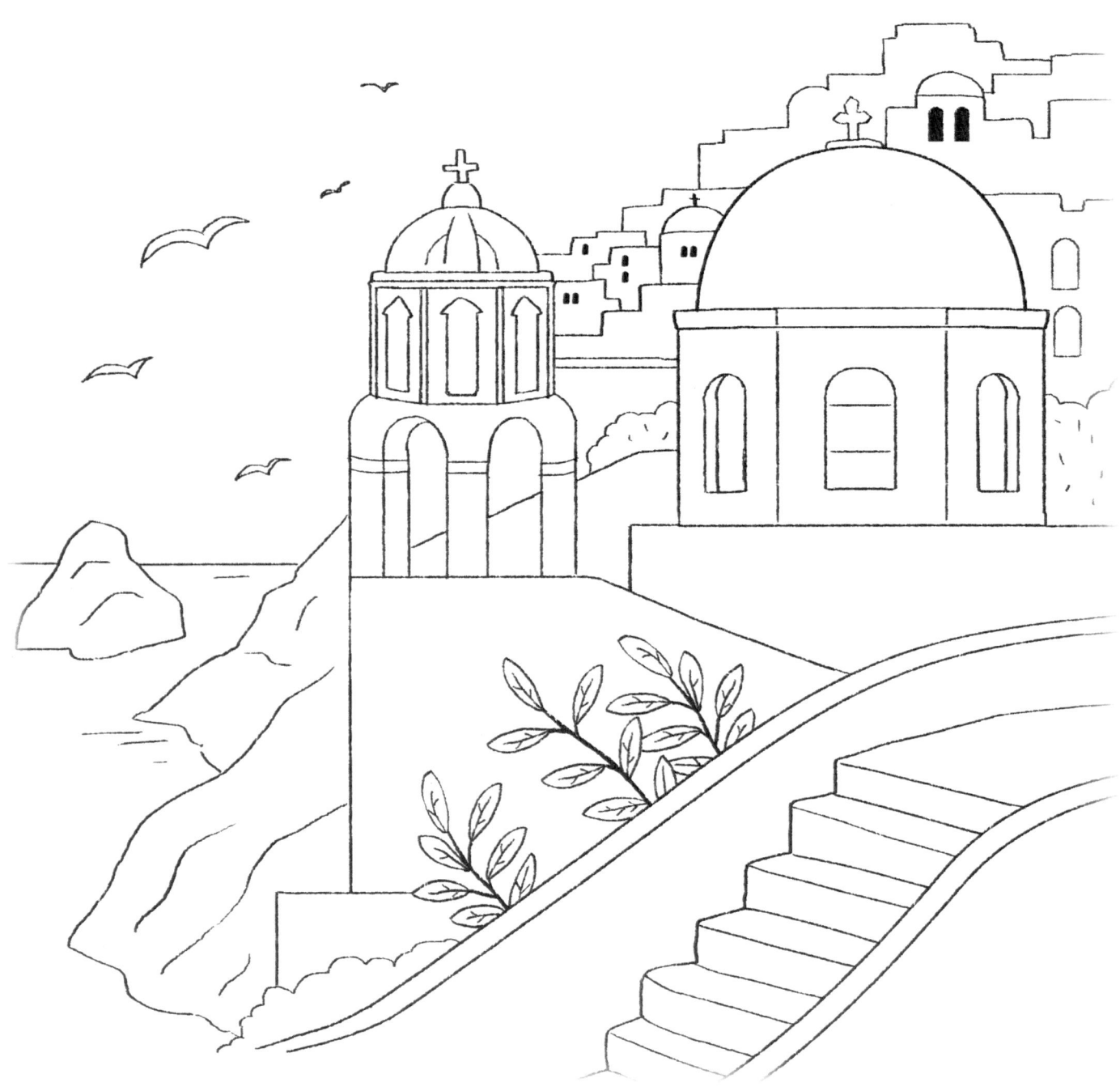

산토리니의 대표적인 색감은 하얀색과 파란색으로, 절벽 위에 옹기종기 모여있는 흰색의 가옥들을 볼 수 있습니다.

인도 아그라, 타지마할

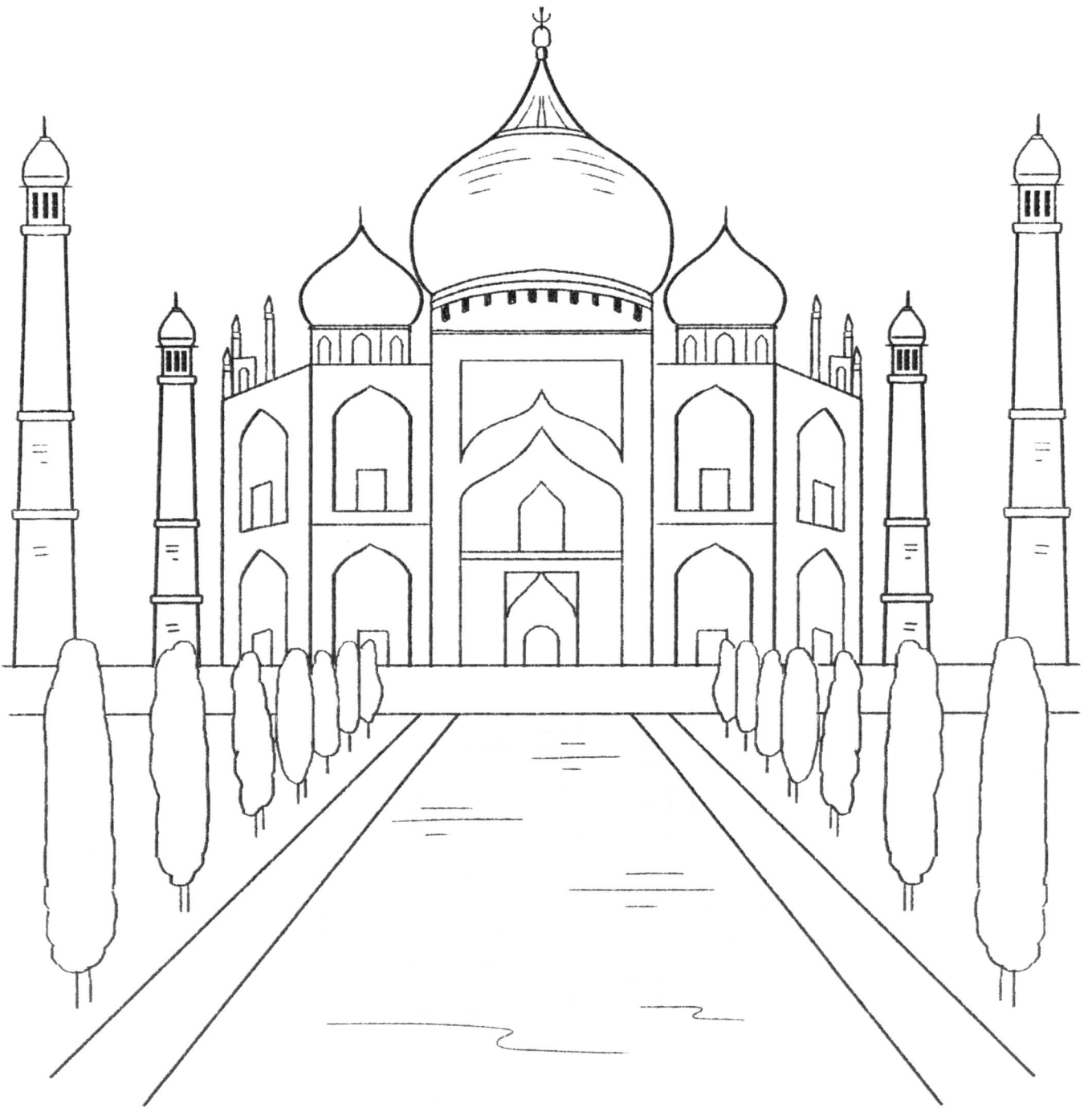

타지마할은 무굴 제국의 황제 샤 자한이 아내를 위해 지은 영묘입니다. 무굴 제국 최고의 건축물로 평가됩니다.

이집트, 피라미드

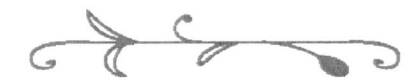

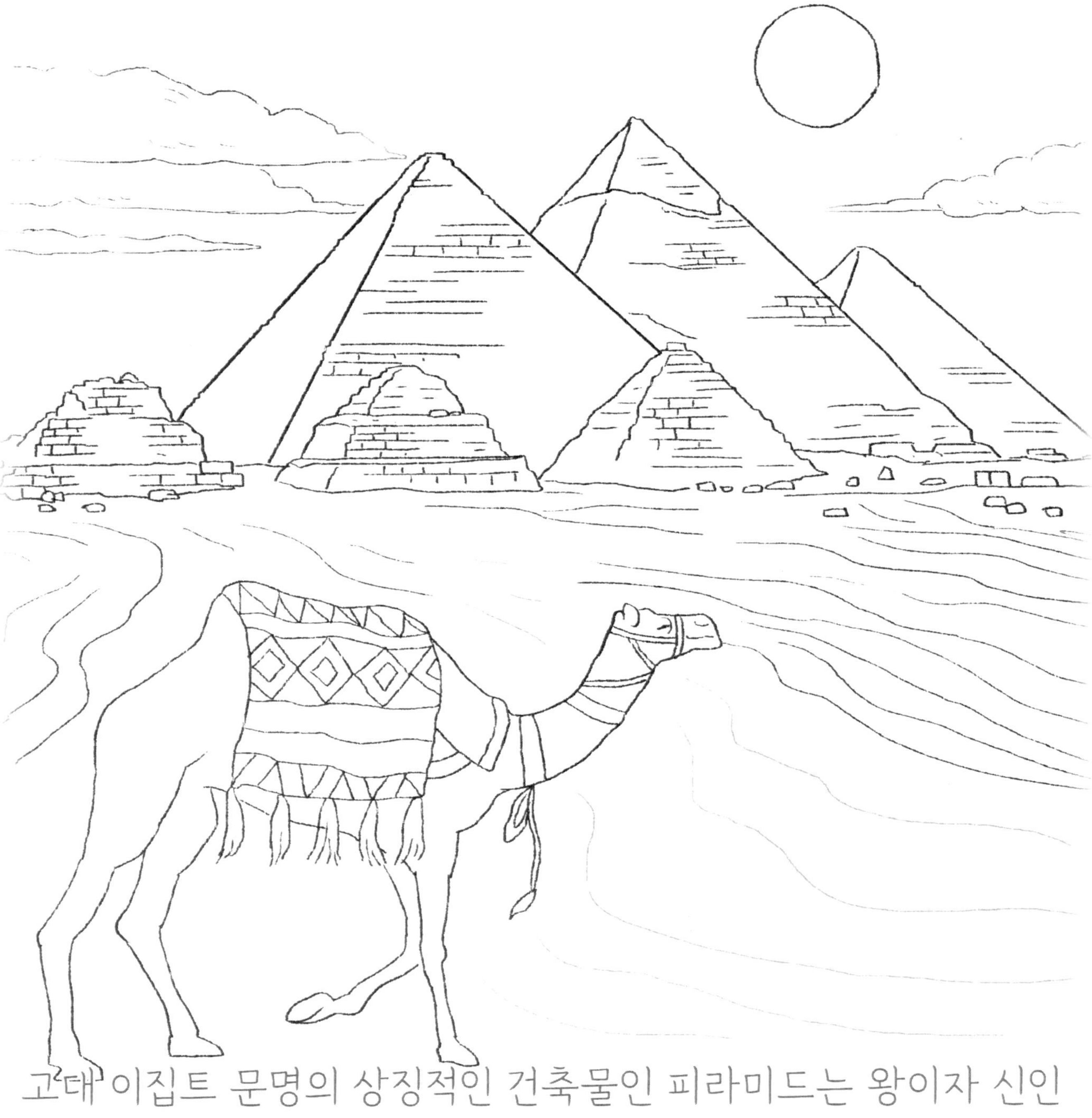

고대 이집트 문명의 상징적인 건축물인 피라미드는 왕이자 신인 파라오의 절대왕권을 상징합니다. 아직도 피라미드에 대한 여러 가지 수수께끼들이 많아 불가사의한 건축물로 불립니다.

미국 뉴욕, 자유의 여신상

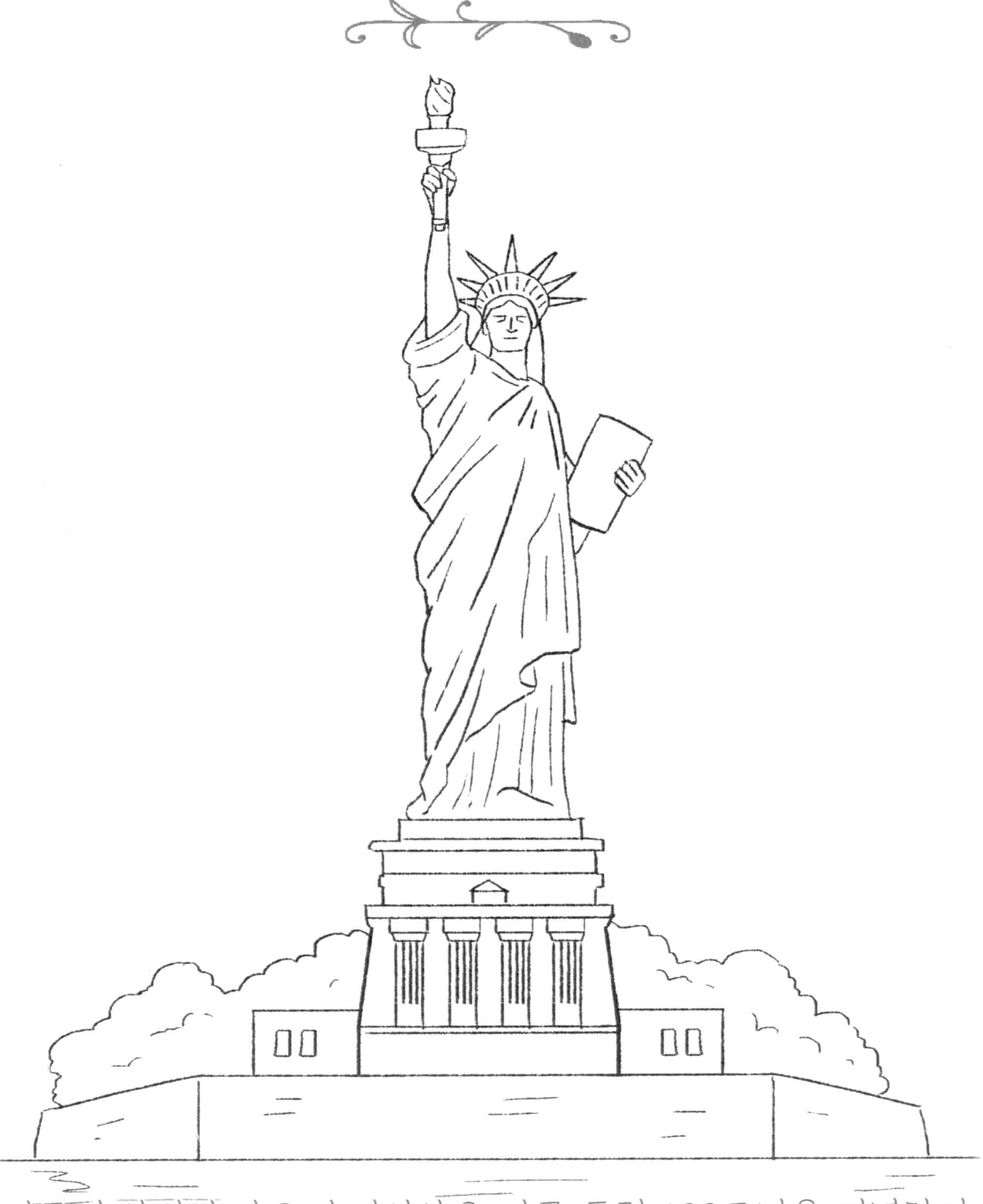

미국의 상징인 자유의 여신상은 미국 독립 100주년을 기념하여 프랑스에서 선물한 것입니다. 자유의 여신상은 오른손에는 햇불을, 왼손에는 독립 선언서를 들고 있습니다.

이탈리아 피사, 피사의 사탑

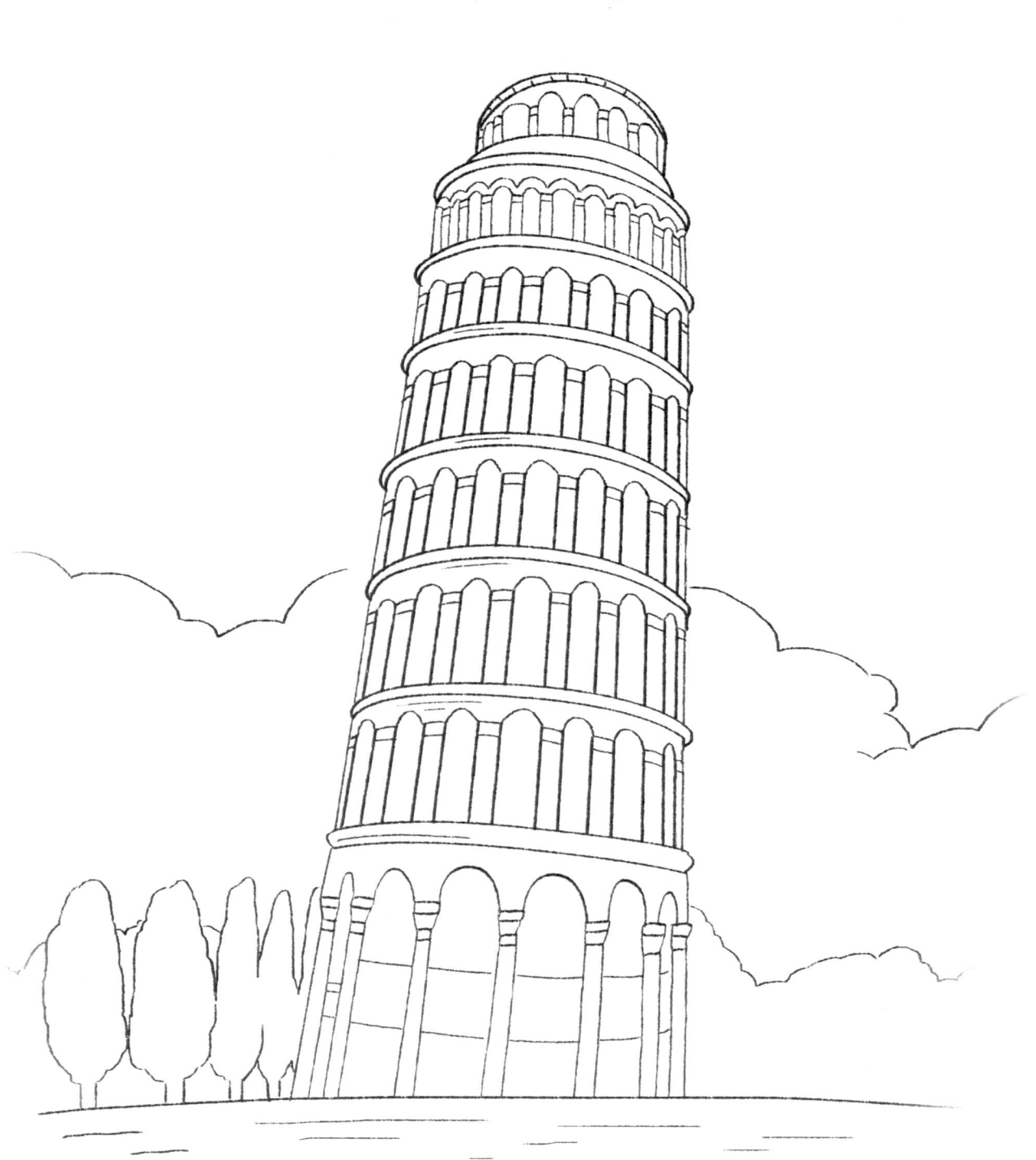

피사의 사탑은 토스카나 지방의 도시 피사의 두오모 광장에 있는 흰 대리석 탑입니다. 피사의 사탑은 현재 5도 이상 기울어져 있는 모습으로 유명해진 탑입니다.

이탈리아 로마, 콜로세움

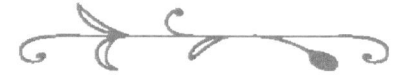

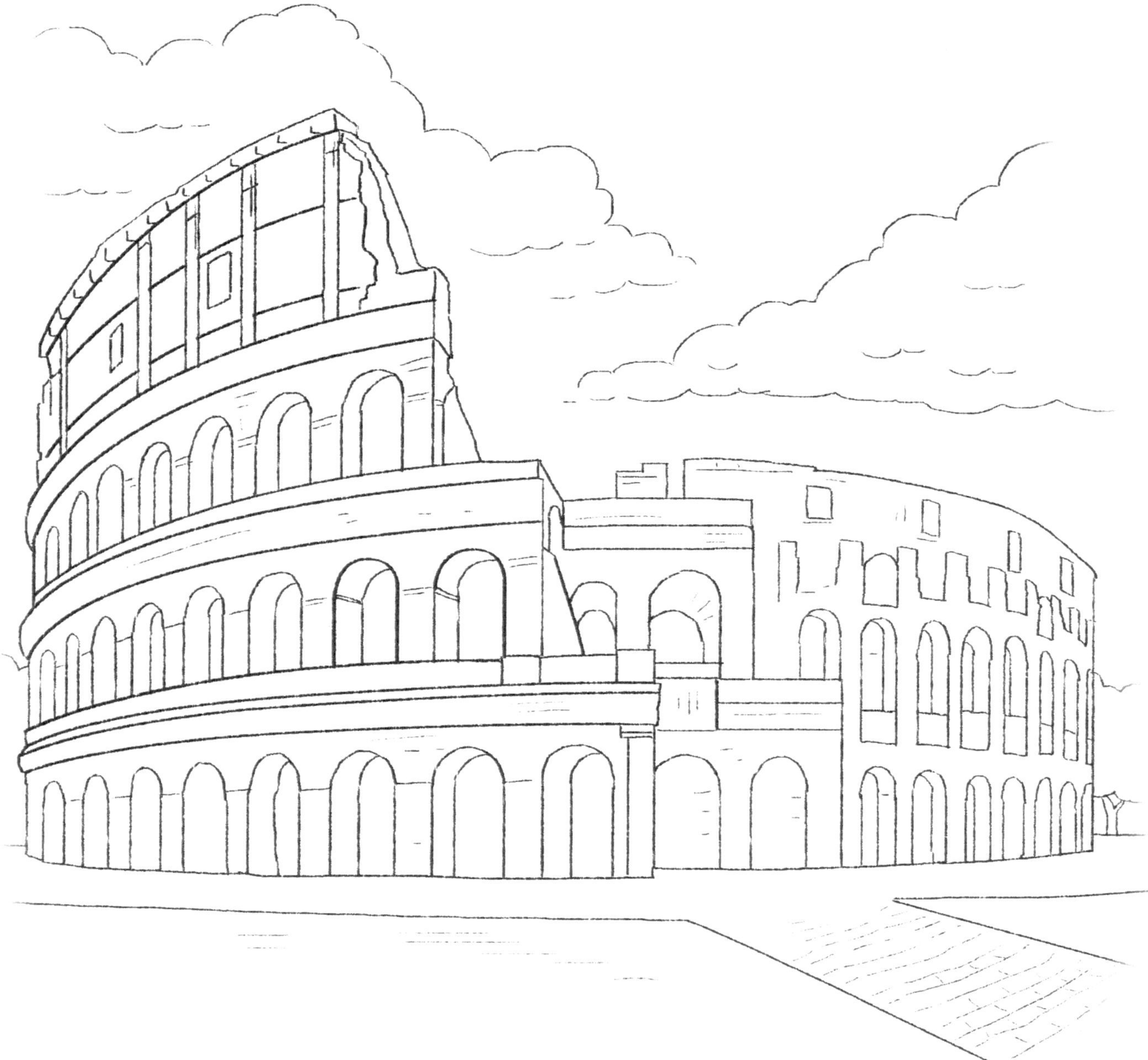

콜로세움은 5만 명가량의 관객을 수용할 수 있는 원형 경기장입니다. 현재는 원형의 3분의 1만 남아 있습니다.

스위스, 마터호른

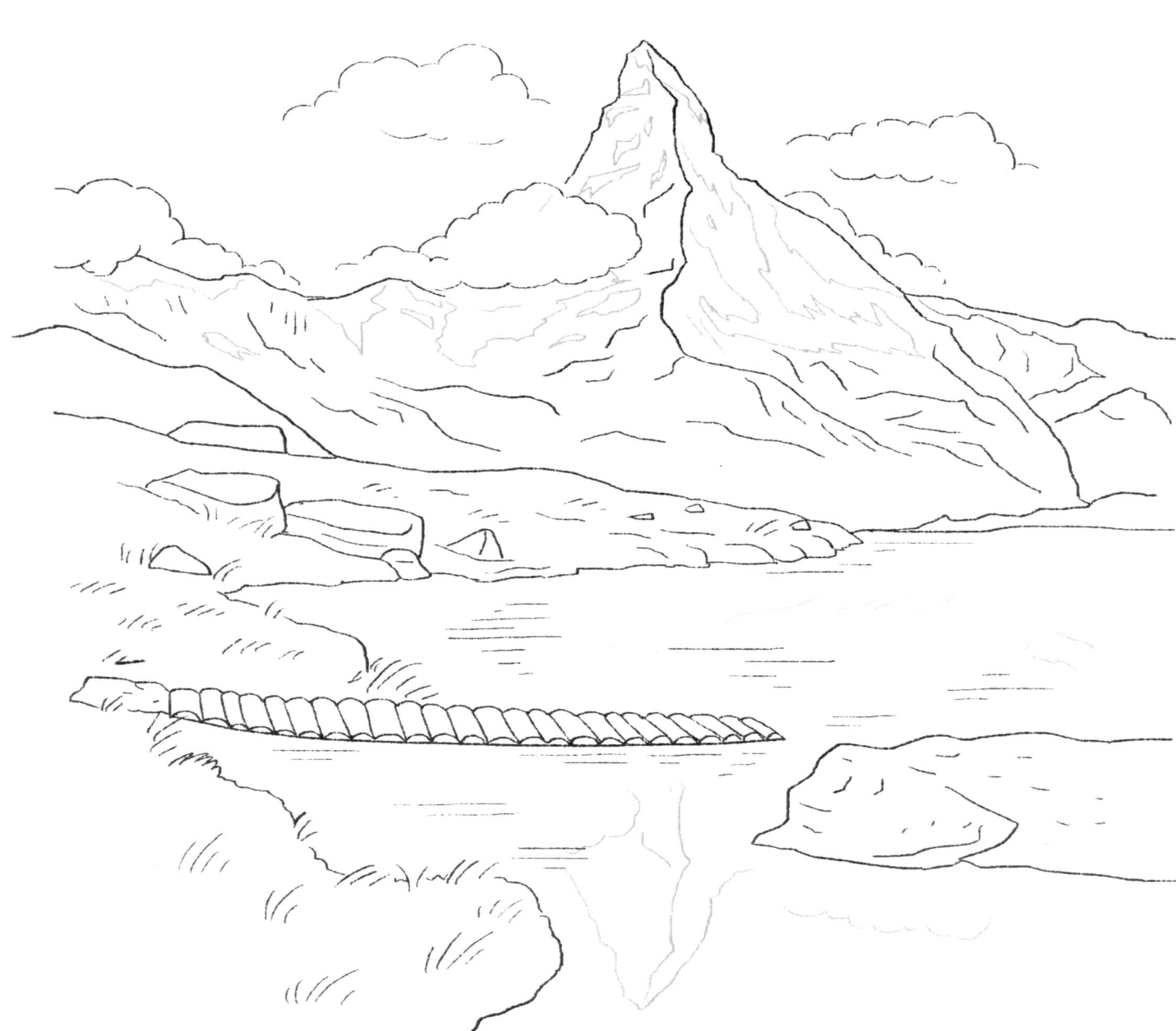

마터호른은 알프스산맥에 있는 3대 북벽 중 하나로
높이가 4,478m인 봉우리입니다.

캄보디아 시엠레아프, 앙코르와트

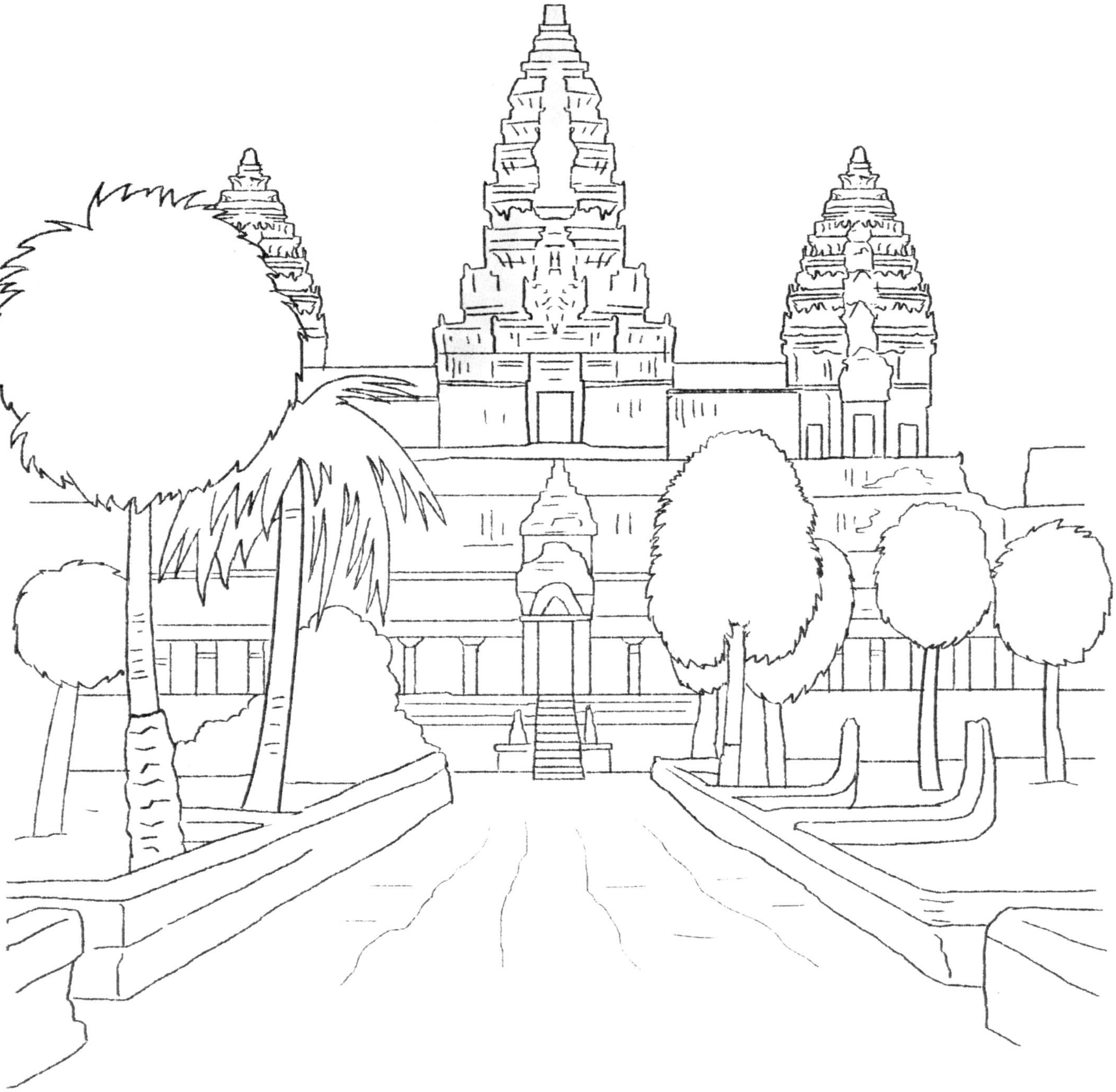

12세기 초 비슈누 신에게 봉헌된 앙코르 유적의 대표 힌두교 사원입니다. 이 사원의 모습은 캄보디아 국기에 표현되어 있습니다.

캐나다와 미국, 나이아가라 폭포

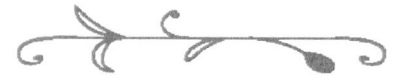

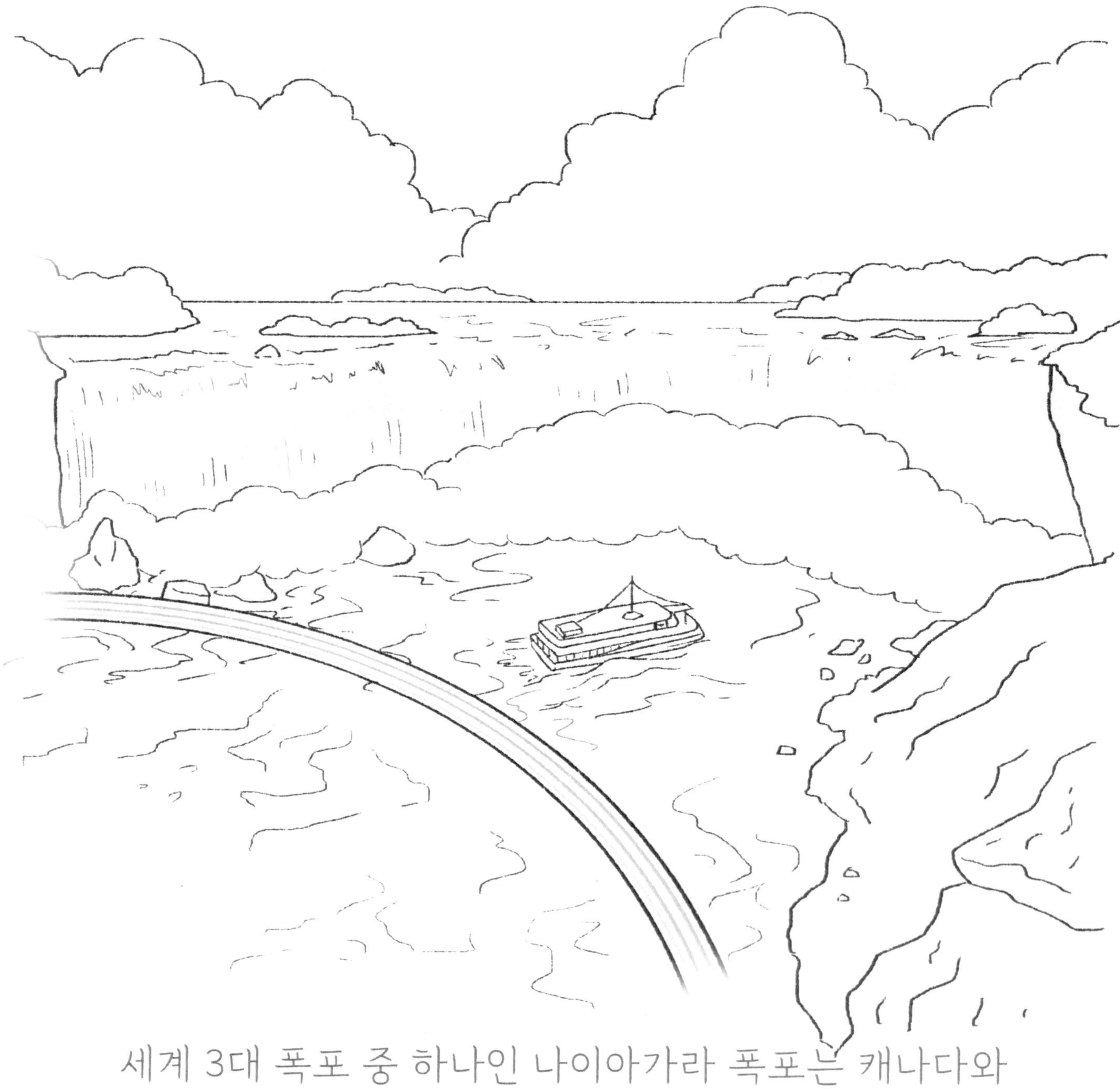

세계 3대 폭포 중 하나인 나이아가라 폭포는 캐나다와 미국 국경에 걸친 폭포입니다.

영국 윌트셔, 스톤헨지

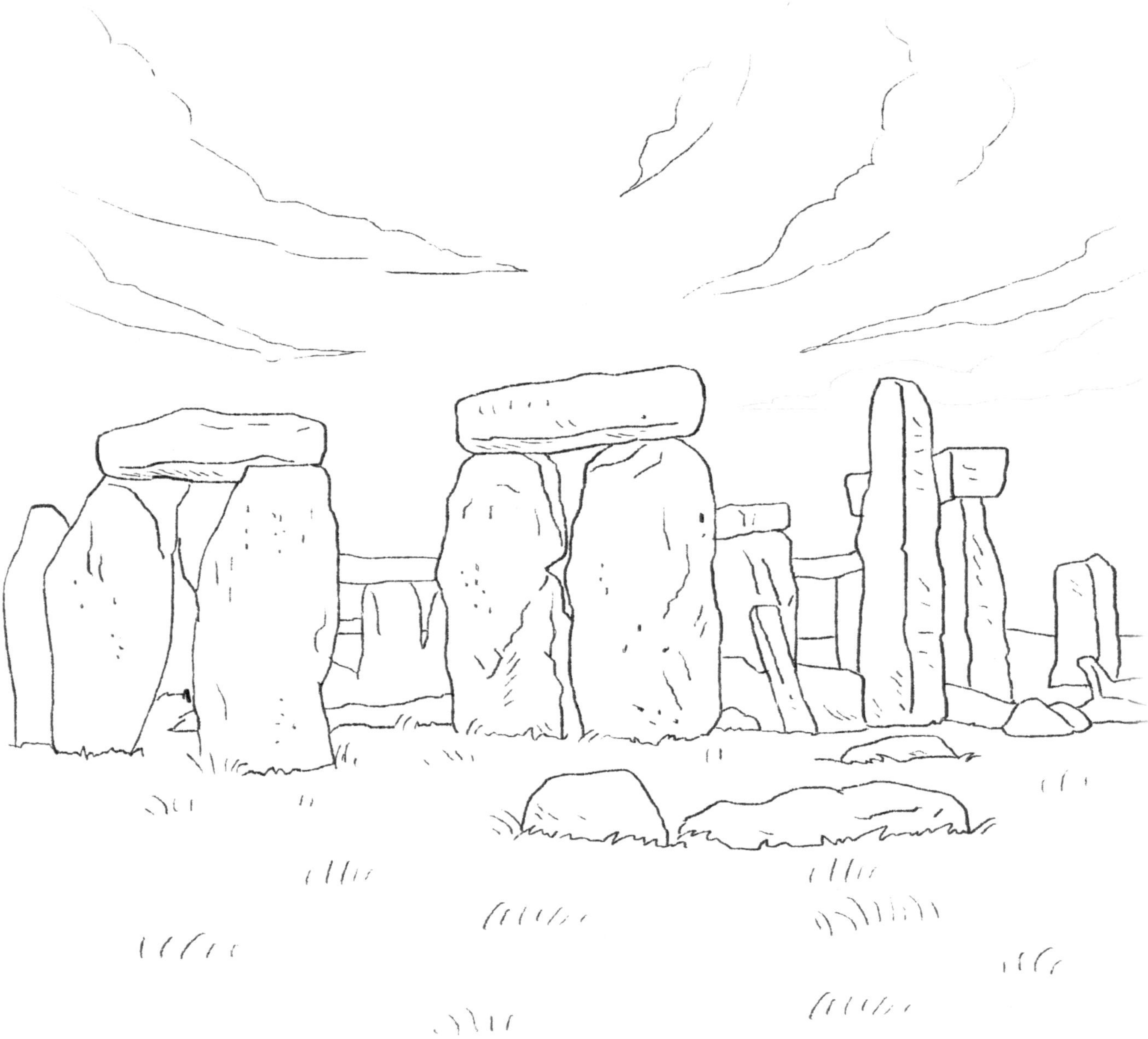

스톤헨지는 영국에서 가장 유명한 선사 시대의 유적입니다.
하지만 스톤헨지의 목적은 수수께끼로 남겨져 있습니다.

칠레 이스터섬, 모아이

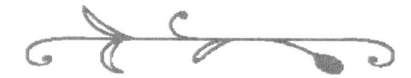

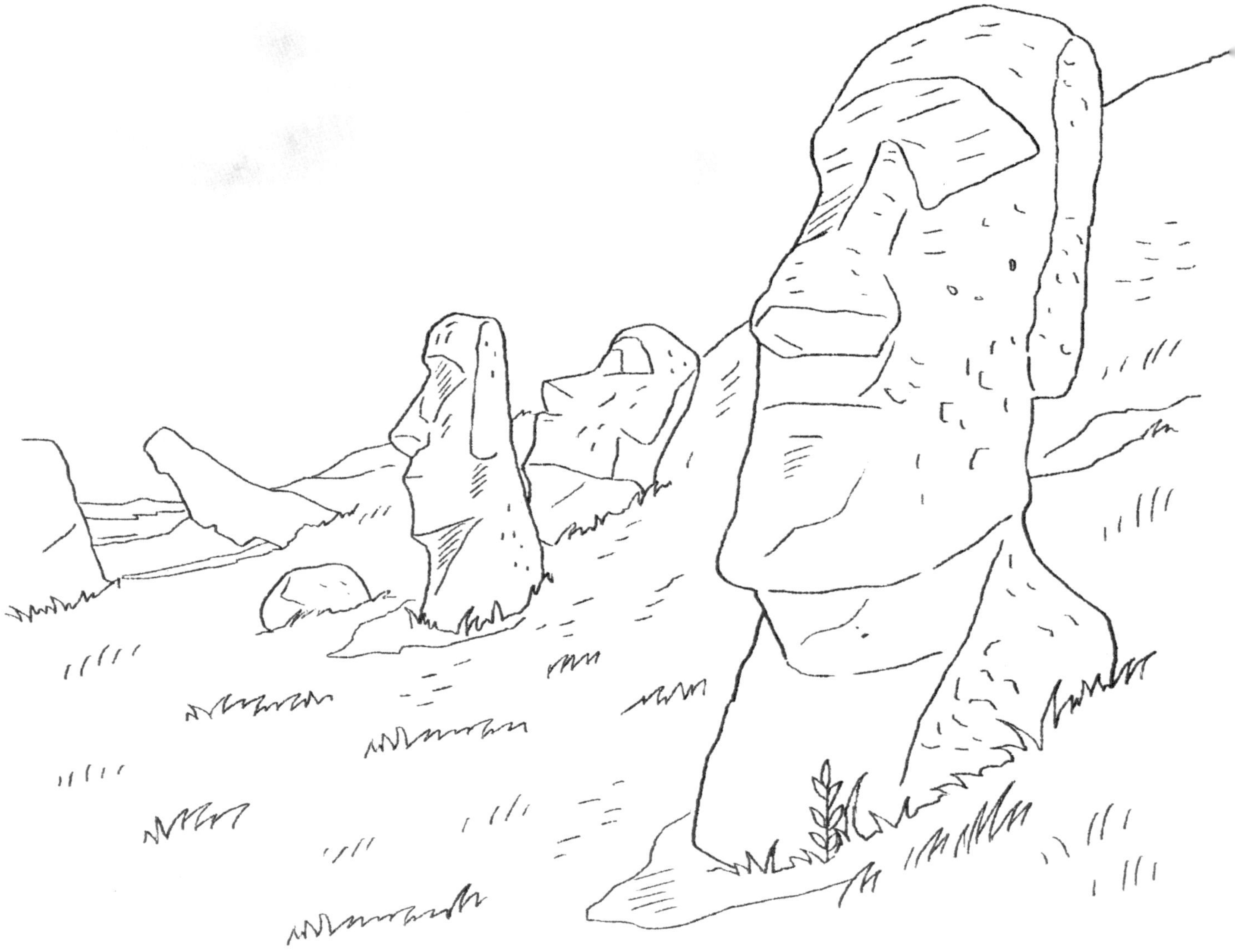

모아이는 칠레 이스터섬에 남아 있는 얼굴 모양의 석상입니다.
섬 전체에 약 887구가 존재하고 있습니다.

호주 시드니, 오페라 하우스

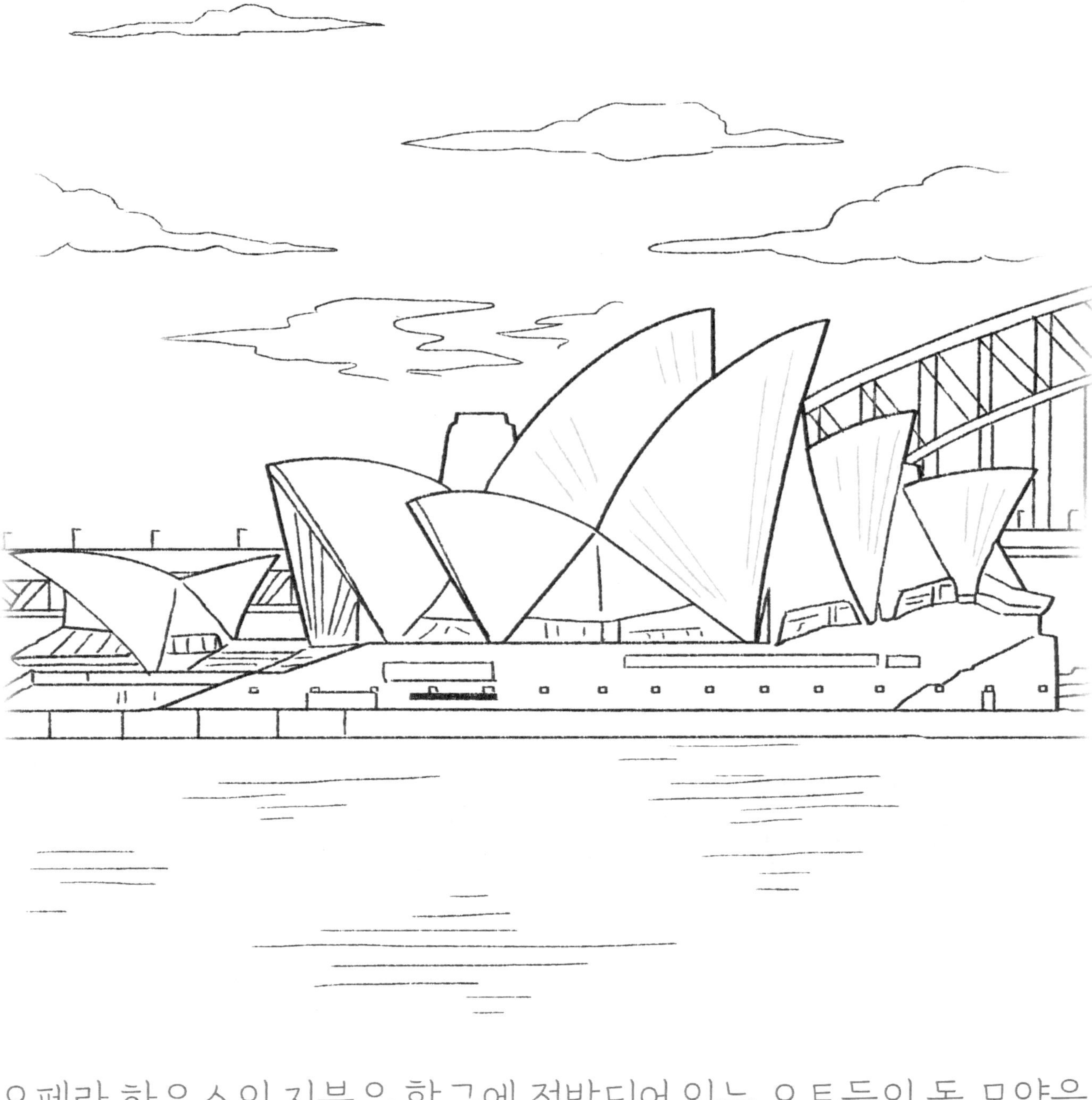

오페라 하우스의 지붕은 항구에 정박되어 있는 요트들의 돛 모양을 살린 조개껍데기 형태로 시드니의 대표적 랜드마크입니다.

탄자니아, 킬리만자로산

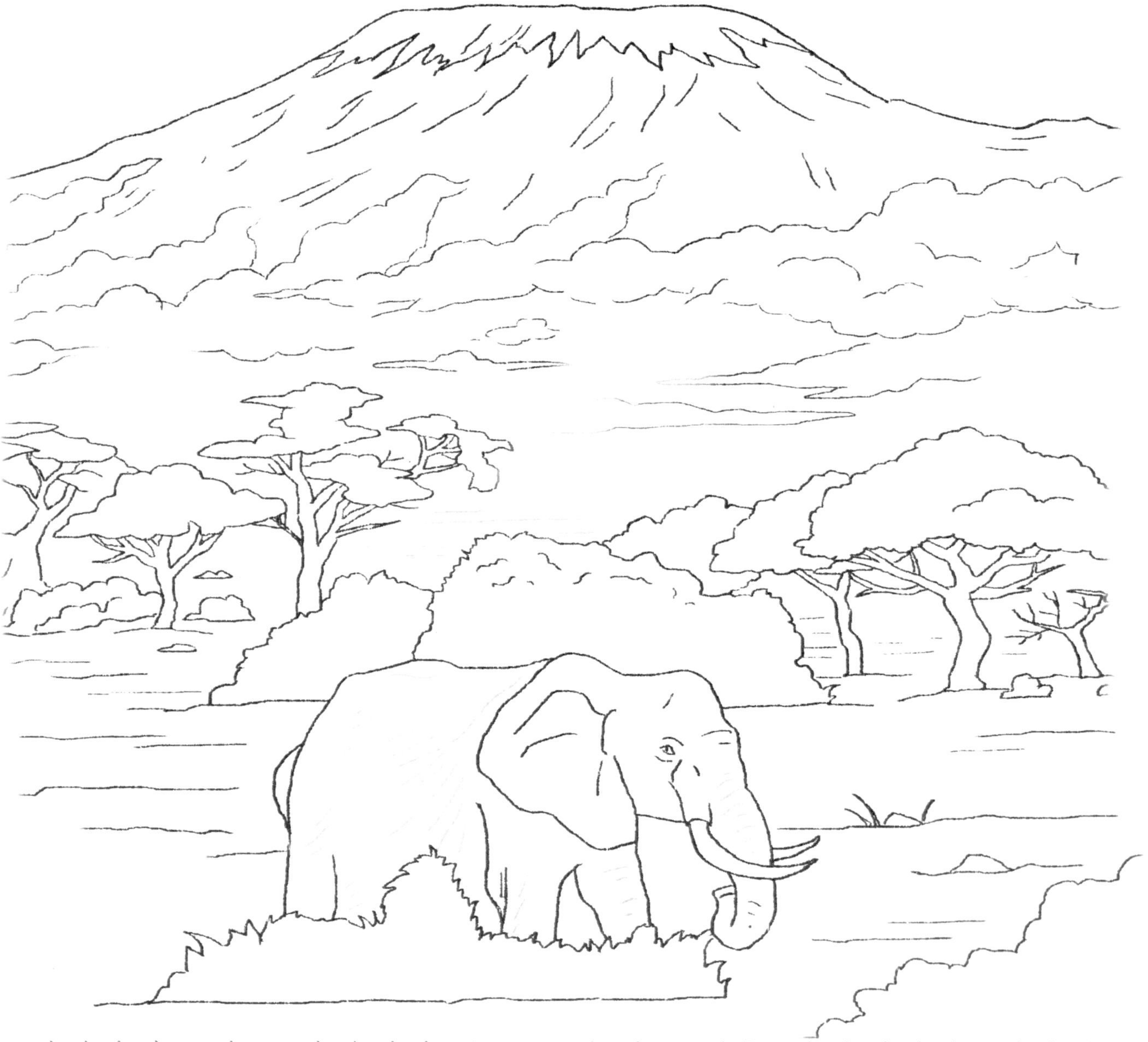

킬리만자로산은 탄자니아 북동부에 있는 성층 화산입니다. 정상인 우후루 피크의 높이는 5,895m로 아프리카 대륙에서 가장 높습니다.

튀르키예, 카파도키아

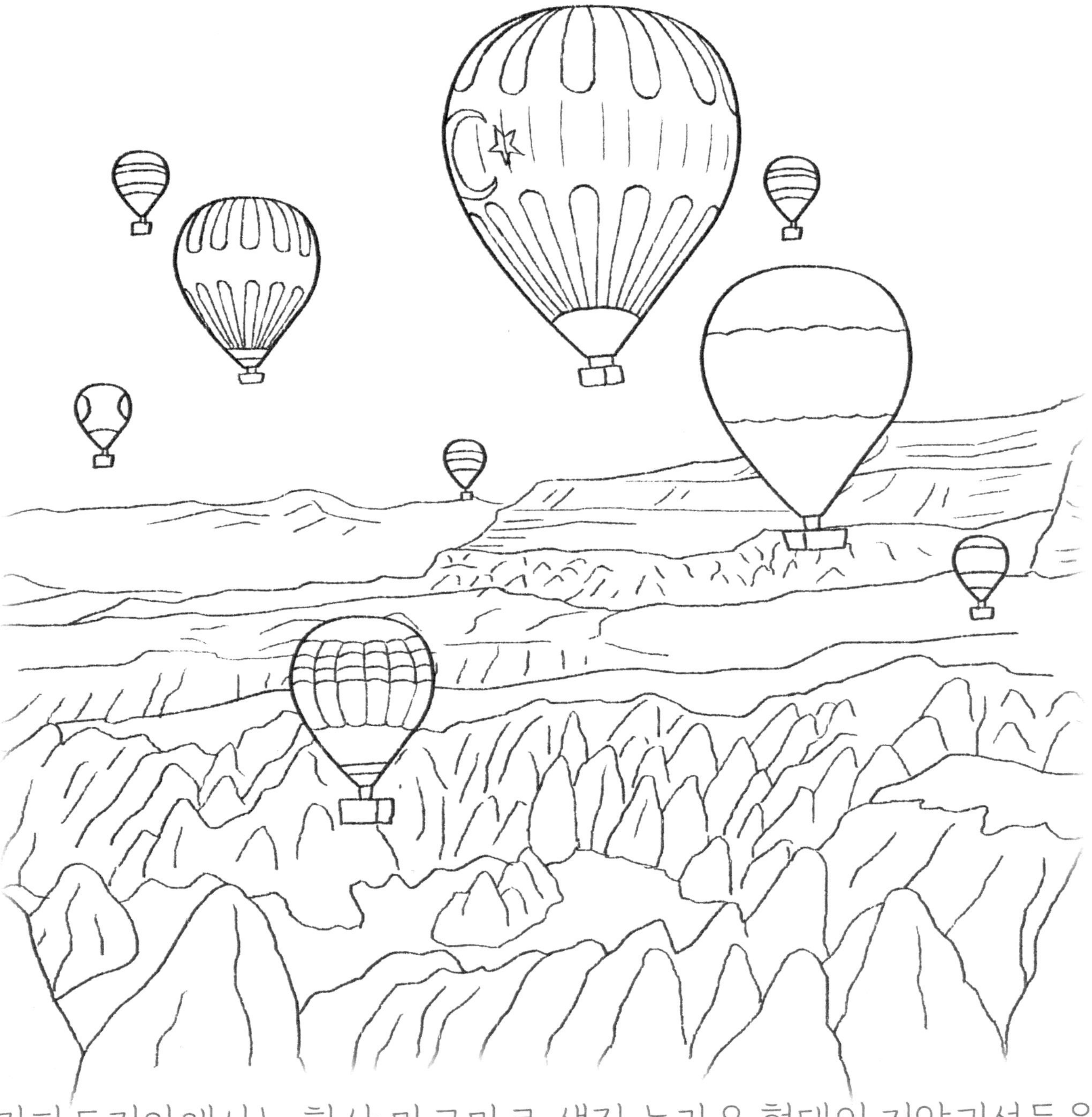

카파도키아에서는 화산 마그마로 생긴 놀라운 형태의 기암괴석들을 열기구를 타고 구경할 수 있는 유명한 열기구 투어가 있습니다.

이탈리아, 베네치아

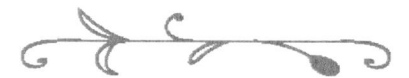

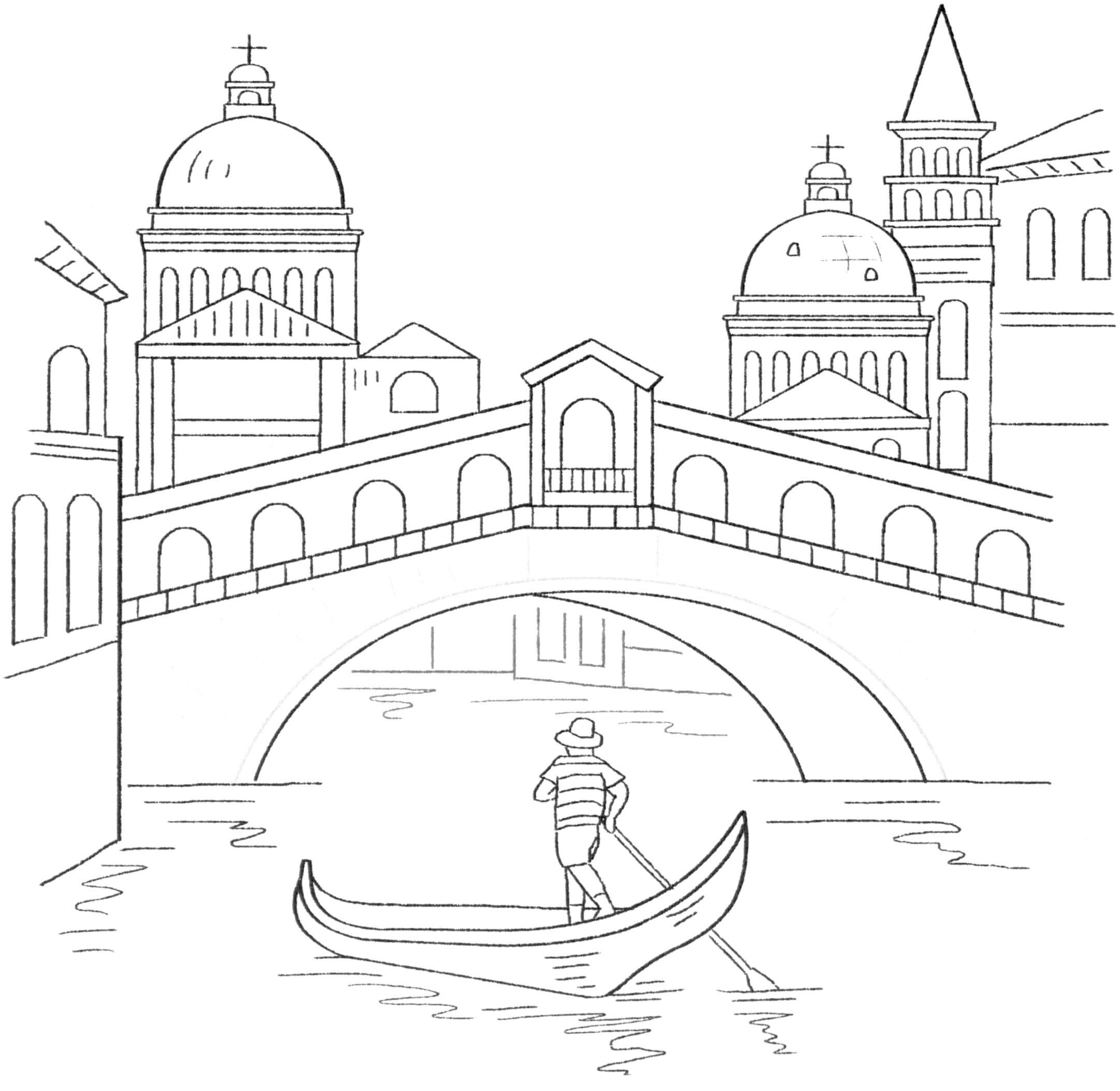

베네치아는 '물의 도시'라고 불리는 항구 도시입니다.
건물 사이 운하로 곤돌라가 떠다니는 모습이 유명합니다.

브라질 리우, 브라질 예수상

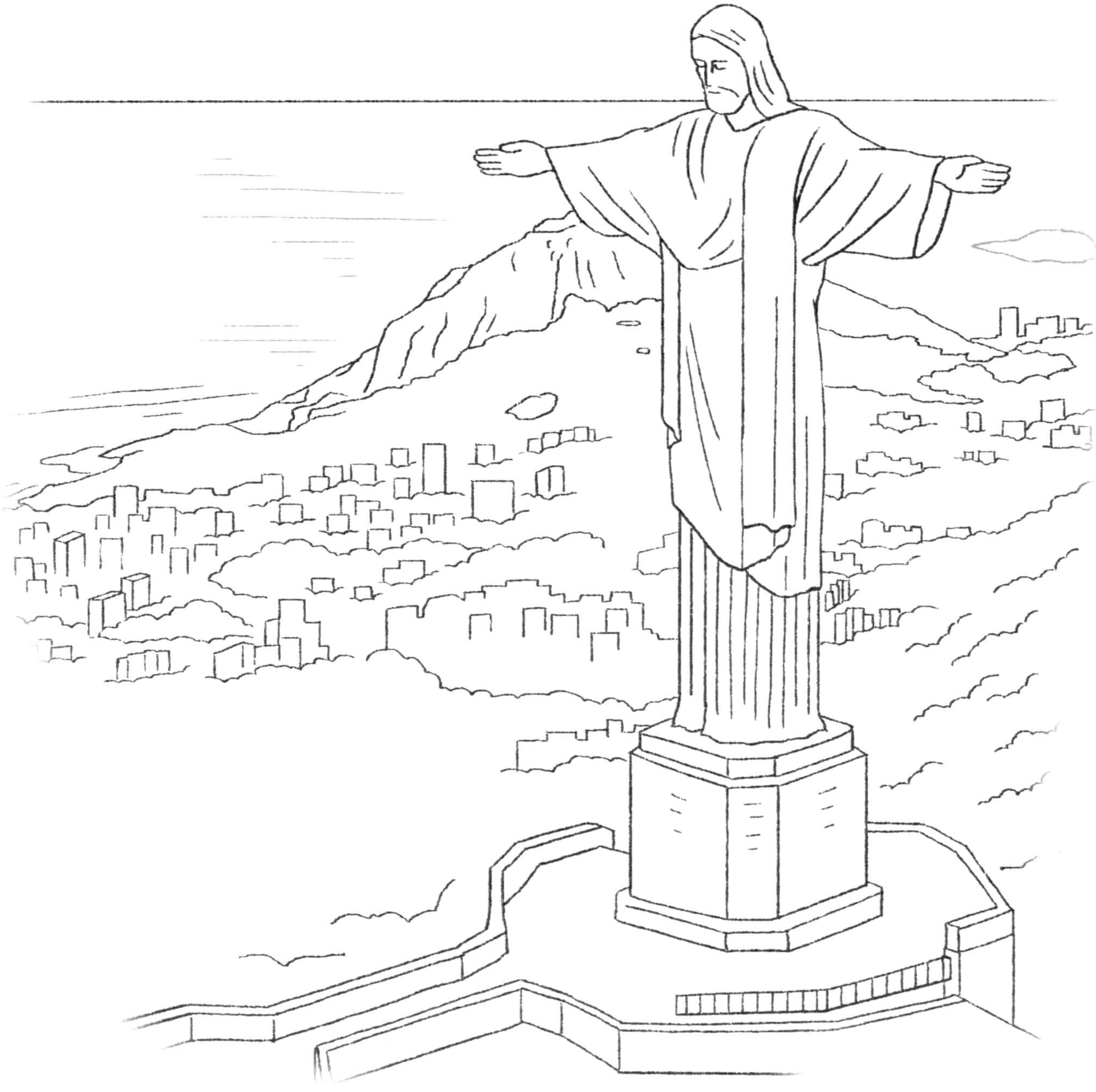

브라질 리우데자네이루 코르코바도산 정상에 있는 예수상은
리우데자네이루의 상징으로 관광객들의 명소입니다.

싱가포르, 머라이언 상

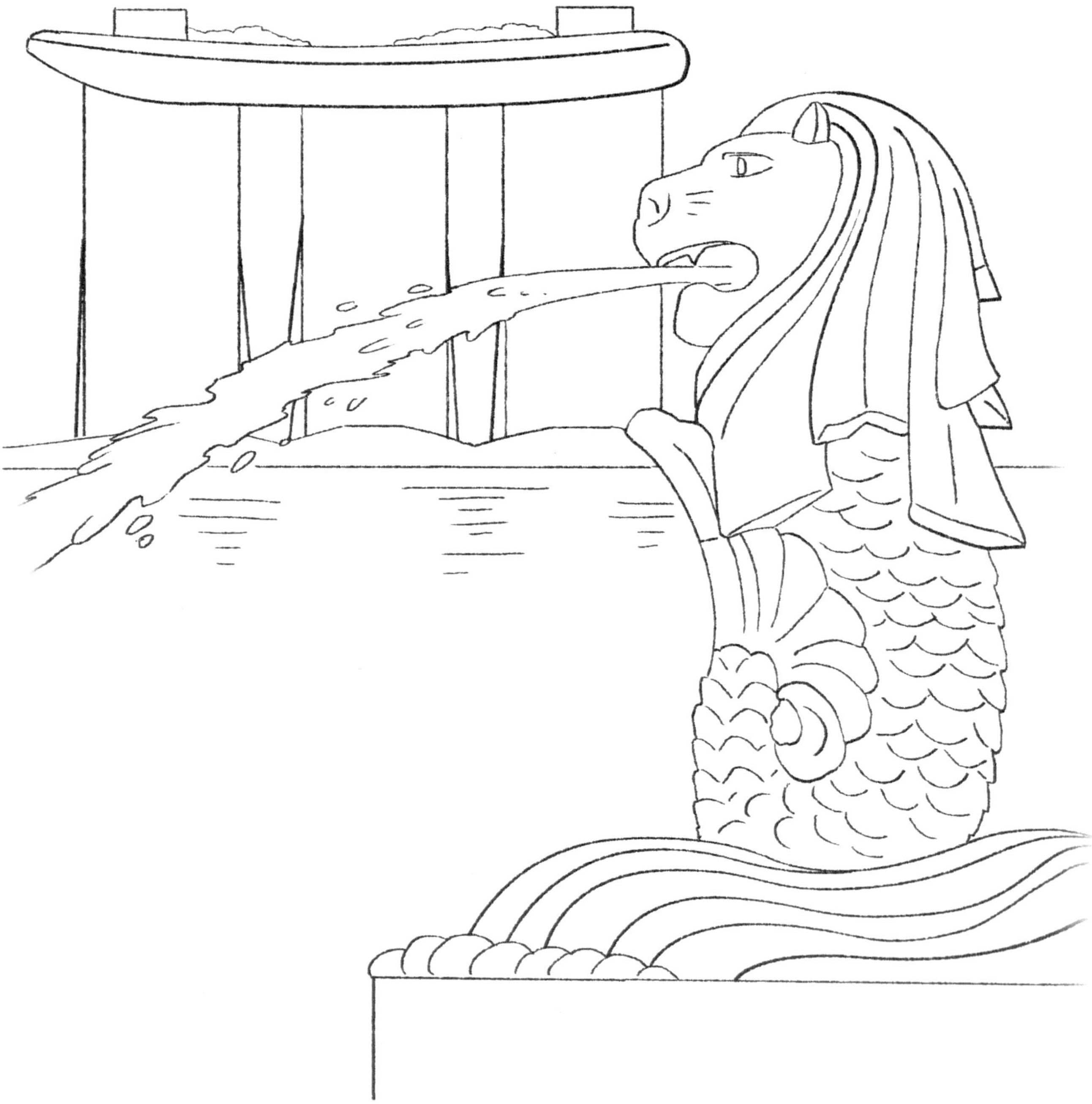

머라이언은 반은 사자, 반은 물고기의 몸을 가진
가상 동물로 싱가포르의 상징입니다.

스페인 바르셀로나, 성가정성당

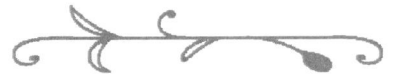

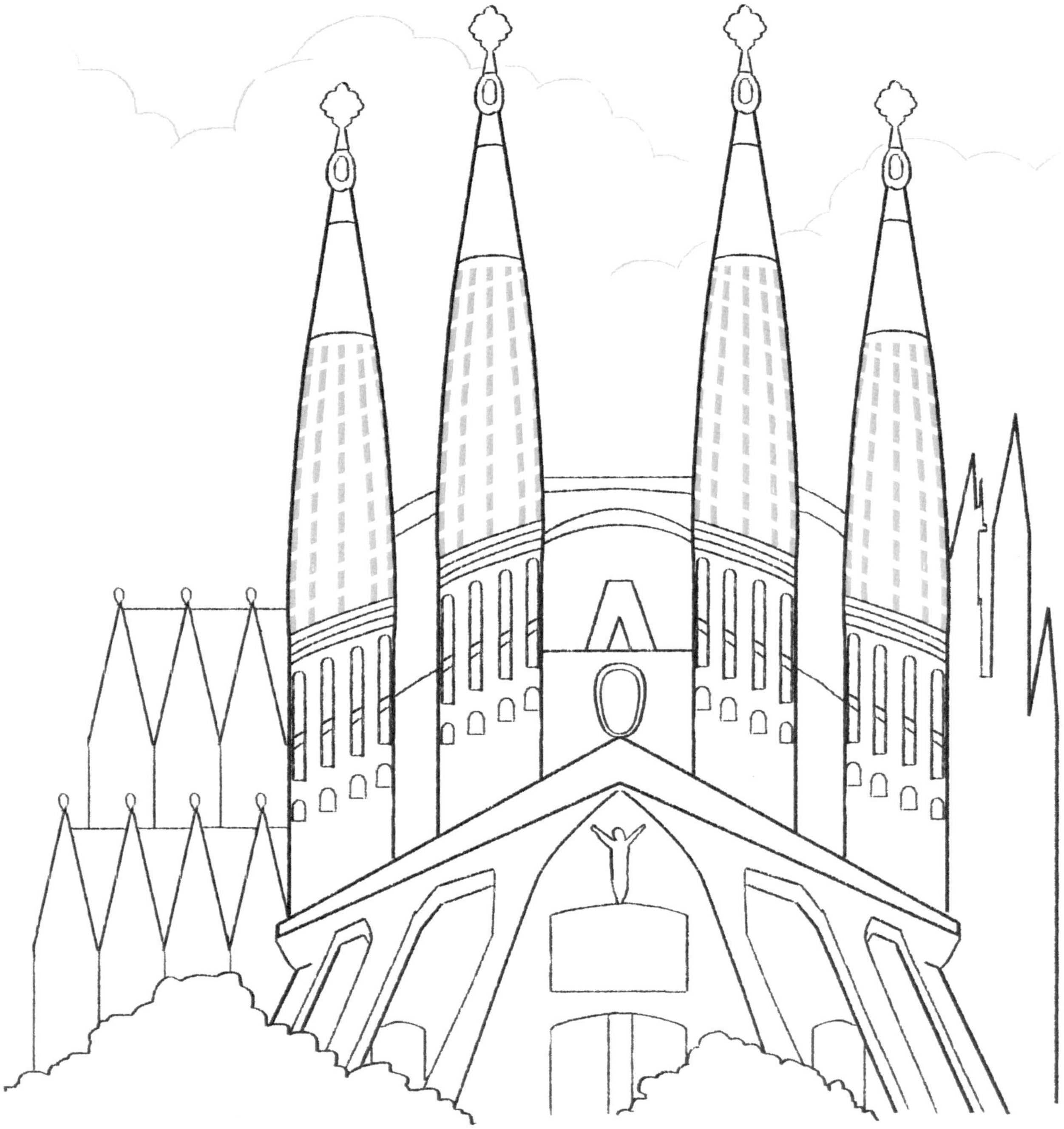

스페인의 세계적인 건축가 안토니 가우디가 설계한
성당입니다. 바르셀로나에서 가장 유명한 건축물로 가우디의 뒤를
이은 건축가들이 성가족 성당을 계속 짓고 있습니다.

러시아 모스크바, 성 바실리 성당

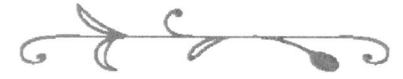

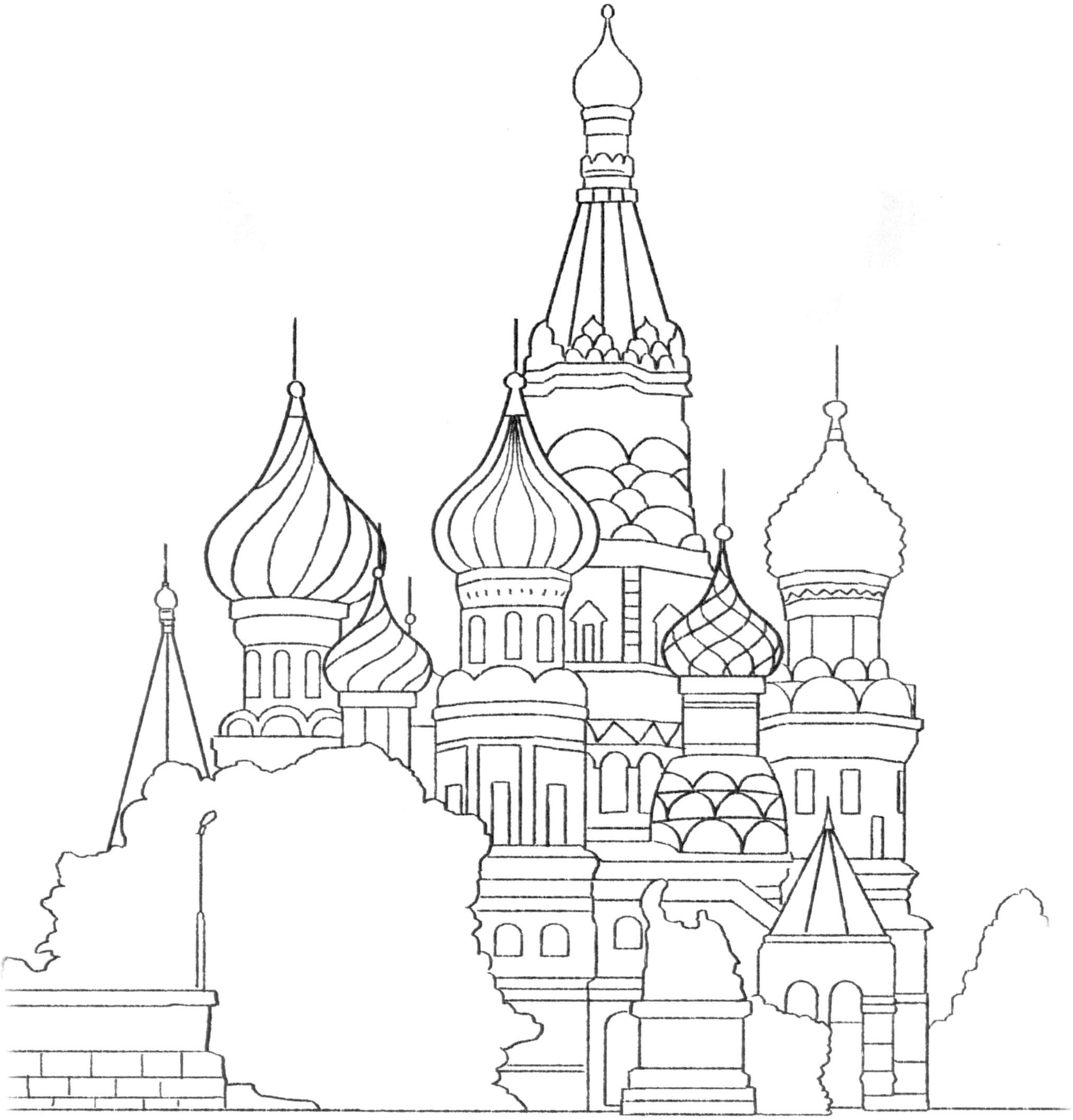

러시아의 대표적인 건물 중 하나인 성 바실리 성당은 붉은 광장의 남쪽에 위치한 성당입니다. 형형색색의 양파 모양의 돔이 특징입니다.